BEI GRIN MACHT SICH IHR WISSEN BEZAHLT

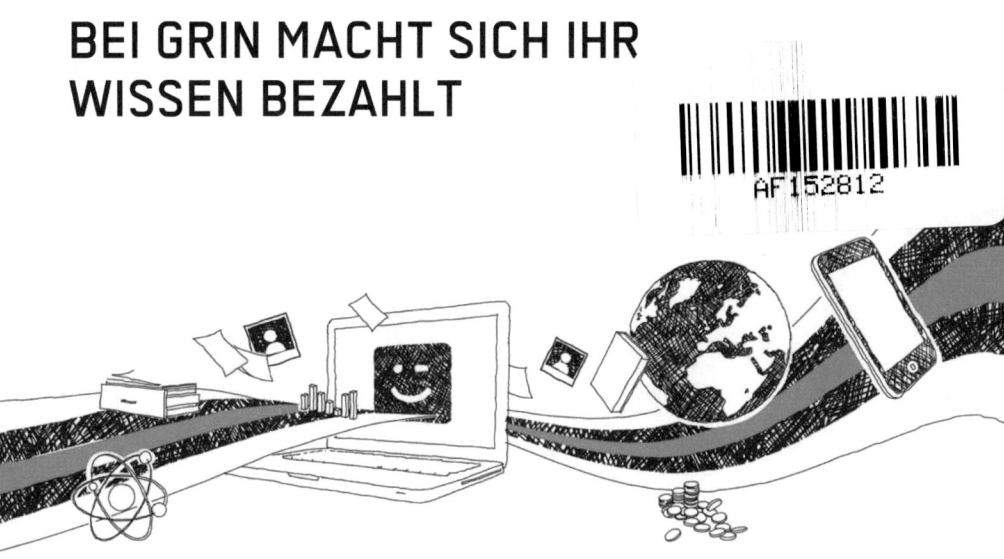
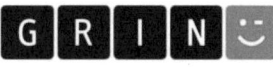

Entwicklung eines Kursprogramms zur Prävention von Bewegungsmangel. Ziele, Methoden und Evaluation

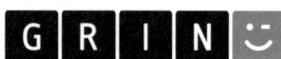

Bibliografische Information der Deutschen Nationalbibliothek:

Die Deutsche Nationalbibliothek verzeichnet diese Publikation in der Deutschen Nationalbibliografie; detaillierte bibliografische Daten sind im Internet über http://dnb.d-nb.de abrufbar.

ISBN: 9783389033302
Dieses Buch ist auch als E-Book erhältlich.

Druck und Bindung: Books on Demand GmbH, Norderstedt Germany
Gedruckt auf säurefreiem Papier aus verantwortungsvollen Quellen

Das vorliegende Werk wurde sorgfältig erarbeitet. Dennoch übernehmen Autoren und Verlag für die Richtigkeit von Angaben, Hinweisen, Links und Ratschlägen sowie eventuelle Druckfehler keine Haftung.

Das Buch bei GRIN: https://www.grin.com/document/1474189

Hausarbeit

Studiengang	BGM
Studienmodul	Konzepte und Strategien der individuellen Gesundheitsförderung
Termin Lehrveranstaltung (siehe Ergebnisdokumentation)	25.03.2024-27.03.2024
Aufgabe	Entwicklung einer Präventionsmaßnahme in Form eines Kursprogramms nach dem individuellen Ansatz in einem der prioritären Handlungsfelder Bewegungsgewohnheiten, Ernährung oder Stressmanagement gemäß den im „Leitfaden Prävention - Handlungsfelder und Kriterien nach § 20 SGB V" (GKV-Spitzenverband, 2023) definierten Qualitätskriterien.

Inhaltsverzeichnis

1 Teilaufgabe 1 – Grundlegende Informationen zur Präventionsmaßnahme

Im Folgenden werden die Grundlegenden Informationen zur Präventionsmaßnahme dargestellt.

1.1 Bezeichnung des Kursangebotes, Handlungsfeld und Präventionsprinzip

Der Name des Kursprogramms lautet „Move More: Bleib Gesund". Dieser Name wurde gewählt, um Personen, die unter Bewegungsmangel leiden, sowie Bewegungseinsteiger oder -wiedereinsteiger anzusprechen. Dabei wurde darauf geachtet, dass er die Zielgruppe klar und motivierend anspricht, vorausgesetzt sie haben keine behandlungsbedürftigen Erkrankungen des Bewegungsapparats. Das Kursprogramm orientiert sich gemäß dem Leitfaden des GKV-Spitzenverbandes (2023, S. 69) im Handlungsfeld „Bewegungsgewohnheiten" und seinem Präventionsprinzip „Reduzierung von Bewegungsmangel durch gesundheitliche Aktivität".

Tab. 1: Grundlegende Informationen zur Präventionsmaßnahme (eigene Darstellung)

Name des Kursprogramms	„Move More: Bleib Gesund"
Handlungsfeld (gemäß Leitfaden Prävention)	Bewegungsgewohnheiten
Präventionsprinzip (gemäß Leitfaden Prävention)	Reduzierung von Bewegungsmangel durch gesundheitssportliche Aktivität

1.2 Bedarf

Im Weiteren wird der Bedarf für die geplante Präventionsmaßnahme erläutert.

1.2.1 Epidemiologische Daten zur Prävalenz/Inzidenz des Gesundheitsproblems

Viele Erwachsene und zunehmend auch viele Kinder und Jugendliche erreichen nicht die Empfehlungen der Weltgesundheitsorganisation (WHO) für die körperliche Mindestaktivitätszeit. In Deutschland gelingt es 44 Prozent der Frauen und 40 Prozent der Männer über 18 Jahren nicht, die Mindestanforderungen der WHO an körperlicher Aktivität zu erfüllen. Diese liegt bei 150 Minuten Bewegung pro Woche. Zusätzlich empfiehlt die WHO an zwei Tagen in der Woche gezielt die Muskelkraft zu trainieren. Besonders bei Kindern und Jugendlichen im Alter zwischen 11 und 17 Jahren sind die Ergebnisse alarmierend. 88 Prozent der Mädchen und 80 Prozent der Jungen bewegen sich zu wenig. Sie sollten sich mindestens 60 Minuten pro Tag körperlich aktiv Bewegen (WHO, 2022). Wie vom Statistischen Bundesamt (Destatis, 2023) berichtet wurde, waren 2022 die häufigsten Todesfälle in Deutschland auf Krankheiten des Kreislaufsystems zurückzuführen. In Abschnitt 1.2.3 wird darauf hingewiesen, dass körperliche Inaktivität Herz-Kreislauf-Erkrankungen begünstigen kann.

1.2.2 Mögliche Ursachen und Risikofaktoren des Gesundheitsproblems

Die zunehmende Inaktivität in unserem Alltag und Berufsleben ist eindeutig. Viele Berufstätige verbringen ihre Arbeitszeit im Sitzen. Insbesondere durch die weitverbreitete Nutzung des Homeoffice. Hier entfällt sogar der Weg zur Arbeit. Zusätzlich finden viele Freizeitaktivitäten im Sitzen oder Liegen statt, wie zum Beispiel das abendliche Fernsehschauen auf der Couch. Lange Phasen des Sitzens können sich negativ auf die Gesundheit auswirken. 22,6 Prozent der Frauen und 24,3 Prozent der Männer sitzen mehr als vier Stunden pro Tag und üben keine weitere körperliche Aktivität in ihrer Freizeit aus. Dieser Anteil nimmt mit steigendem Alter zu. Um negative Gesundheitseffekte aufgrund des Sitzens abzuwenden, müsste diese Gruppe mindestens 60 Minuten pro Tag moderat bis anstrengende körperliche Aktivität aufweisen (Manz, Domanske, Kuhnert & Krug, 2022, S. 35). 97 Prozent der Bundesbürger zwischen 18 und 74 Jahren sind regelmäßig, also mindestens einmal die Woche, online aktiv. Ebenfalls geben 86 Prozent der Befragten das Fernsehen und 82 Prozent das Beschäftigen mit dem Computer als regelmäßige Freizeitaktivität an (Stiftung für Zukunftsfragen, 2022).

1.2.3 Mögliche Auswirkungen des Gesundheitsproblems

Die Kombination, der in Punkt 1.2.2 aufgeführten Faktoren kann zu einem Mangel an körperlicher Aktivität führen, welcher zu einer der häufigsten Todesursachen in Deutschland führen kann, einer Herz-Kreislauf-Erkrankung. 2022 gab es 1.066.341 Todesfälle, hiervon waren 358.219 (33,6%) auf eine Herz-Kreislauf-Erkrankung zurückzuführen (Statistisches Bundesamt (Destatis), 2023). Die genannten potenziellen Auswirkungen von Bewegungsmangel und übermäßigem Sitzen unterstreichen die große Bedeutung eines Kursprogramms, das dem Bewegungsmangel entgegenwirkt und den Teilnehmern Unterstützung bietet, auch nach Abschluss des Programms körperlich aktiv zu bleiben. Dies ist entscheidend, um chronische Erkrankungen präventiv zu verhindern und das Gesundheitssystem zu entlasten.

1.3 Wirksamkeit

Tab. 2: Evidenzbasierte Handlungsempfehlungen zum Bewegungsmangel (modifiziert nach DKV Report, 2023)

Vollständiger bibliografischer Nachweis (wie im Literaturverzeichnis nach DGPs Standard)	Frohböse, I. & Wallmann-Sperlich, B. (2023). *Der DKV-Report 2023. Wie gesund lebt Deutschland?* Düsseldorf: ERGO Group AG.
Darstellung der zentralen Ergebnisse	- nicht einmal jeder fünfte erreicht alle Richtwerte für ein rundum gesundes Leben - weniger als zwei Fünftel der Umfrageteilnehmer erfüllen die derzeitigen Empfehlungen für Muskeltraining und ausdauerorientierte Bewegung - die Deutschen sitzen von Jahr zu Jahr zunehmend mehr - jeder vierte Befragte gibt ein niedriges subjektives psychisches Wohlbefinden an - besonders die Altersgruppe von 30-45 Jahren leben eher ungesund (hier erreicht nur jeder Zehnte alle Richtwerte für ein gesundes Leben)

Erläuterung der Bedeutung der Studienergebnisse für die geplante Präventionsmaßnahme	- um die mangelnde körperliche Aktivität sowie die Empfehlungen für Muskeltraining und ausdauerorientiertes Training zu steigern, wird ein regelmäßiges Kursprogramm entwickelt - besonders die Altersgruppe von 30-45 Jahren wird mit dem Kursprogramm angesprochen - Förderung sozialer Kontakte durch einen Gruppenkurs

1.4 Zielgruppe

Tab. 3: Zielgruppe für Präventionsmaßnahme (eigene Darstellung)

Geschlecht	Geschlechtsunspezifisch
Alter/ Altersspanne	18-65 Jahre
Gesundheitsrisiken/-belastungen	Erhöhter BMI, Bewegungsverhalten
Kontraindikationen	Behandlungsbedürftige Erkrankungen des Bewegungsapparats, Adipositas

1.5 Ziele der Maßnahme

Das erste Ziel, welches mit der Präventionsmaßnahme erreicht werden soll, ist die Verminderung des Risikofaktors Bewegungsmangel. Die Förderung von körperlicher Aktivität zielt darauf ab, das Risiko für chronisch-degenerative Krankheiten zu reduzieren. Durch regelmäßige Bewegung können verschiedene Gesundheitsprobleme vorgebeugt werden, indem beispielsweise das Herz-Kreislauf-System gestärkt und der Stoffwechsel verbessert wird. Ein weiteres Ziel ist der Aufbau von Bindung an gesundheitssportliche Aktivität. Ein Schwerpunkt liegt auf der Etablierung einer dauerhaften Integration von Ausdaueraktivitäten in den Alltag. Dieser Ansatz zielt darauf ab, die Teilnehmer langfristig an gesundheitsfördernde Bewegungsformen zu binden, indem sie dazu ermutigt werden, regelmäßig Sport zu treiben. Dieser Prozess dient auch der Heranführung an den Sport und bietet den Teilnehmern Unterstützung zur Selbsthilfe. Das dritte Ziel ist die

Stärkung physischer Gesundheitsressourcen. Die Förderung von Bewegung zielt darauf ab, die physischen Gesundheitsressourcen zu stärken. Durch die Verbesserung von Koordination, Ausdauerfähigkeit, Dehnfähigkeit und Kraft wird nicht nur die körperliche Leistungsfähigkeit gesteigert, sondern auch das Risiko von Verletzungen und muskulären Problemen verringert.

2 Teilaufgabe 2 – Inhaltlich-organisatorische Grobplanung des Kursprogramms

Tab. 4: Grobplanung des Kursprogramms (eigene Darstellung)

Kursinhalte	- insgesamt 20 min. Theorie (5 min. Einstieg / 10 min. Information Kursstunde / 5 min. Reflektion Feedback, Ausblick nächste Kursstunde) - 40 min. Praxis: davon 5 min. Aufwärmen: Dehntraining / 30 min. Hauptteil: Ausdauertraining, Krafttraining, Dehntraining und 5 min. Abwärmen: Lockerungsübungen - jeweils mit Hinweisen zur Belastungsdosierung und Belastungsanpassung, zur korrekten Ausführung von Aufgabenstellungen und Übungen - zur motivierenden Durchführung der Module (z. B. Einsatz von Musik, Herstellung positiver sozialer Kontexte, positives und freundliches Kursleiterverhalten) - Informationen zum gesundheitsorientierten Ausdauertraining - persönlichen Leistungszustand kennenlernen und Verstehen - Bewusstsein für den Risikofaktor Bewegungsmangel vermitteln - Gesundheitsbewusstsein –verhalten stärken und verbessern
Kurseinheiten (Dauer in min.)	8 Kurseinheiten jeweils 60 min. (eine Einheit pro Woche)
Zeitaufteilung Theorie/Praxis (in min.)	20 min Theorie (15 min Einführung und 5 min. Ausblick nächste Stunde) / 40 min. Praxis (5 min. Aufwärmen, 30 min. Hauptteil, 5 min. Abwärmen)

Teilnehmerzahl (min. / max.)	min. 6 / max. 15 Teilnehmer
Benötigte Ressourcen	Kursraum, Kursleiter, Sportmatte, Musik, Flip Chart und Stifte, Teilnehmerliste, Teilnehmerinformation, Teilnehmer-Handout, Bewegungstagebuch, Teilnehmer- Aktiv-Aufgaben, Pulsgurt, Kettle Bells, Battle Ropes, Plyo Soft Boxen, Kurzhanteln
Benötigte Qualifikation Kursleiter	- Staatlich anerkannter bewegungsbezogener Berufs- oder Studienabschluss - BGM, BFÖ, BFT und Lehrer/in für Prävention und Gesundheitsförderung

Das Kursprogramm ist so strukturiert, dass jede Kurseinheit eine ausgewogene Mischung aus theoretischem Wissen und praktischer Anwendung bietet. Das Programm erstreckt sich über acht Wochen und besteht aus je einer Einheit pro Woche (60 min.). Die 15-minütige Theorieeinheit am Anfang jeder Kursstunde dient dazu, den Teilnehmern grundlegende Kenntnisse über Gesundheit und Bewegung zu vermitteln, einschließlich der Bedeutung von Bewegung für die körperliche und psychische Gesundheit sowie der Risiken von Bewegungsmangel. Diese Theorieeinheit ermöglicht es den Teilnehmern, ein Bewusstsein für ihre eigene Gesundheit zu entwickeln und motiviert sie, die Praxisübungen besser zu verstehen und umzusetzen. Die 40-minütige Praxiseinheit ist darauf ausgerichtet, die Teilnehmer aktiv zu involvieren und ihnen praktische Erfahrungen zu vermitteln. Durch gezieltes Aufwärmen, Ausdauer-, Krafttraining sowie abschließende Lockerungs- und Dehnübungen werden verschiedene Aspekte der körperlichen Fitness angesprochen und trainiert. Dabei wird besonders auf eine angemessene Belastungsdosierung und -anpassung geachtet, um Verletzungen zu vermeiden und den individuellen Bedürfnissen der Teilnehmer gerecht zu werden. Um die Motivation der Teilnehmer aufrechtzuerhalten, werden verschiedene Methoden eingesetzt, darunter der Einsatz von Musik, die Schaffung positiver sozialer Kontexte und ein freundliches und unterstützendes Verhalten seitens des Kursleiters. Diese Elemente tragen dazu bei, dass die Teilnehmer Spaß an der Bewegung haben und sich gegenseitig motivieren können, kontinuierlich am Kurs teilzunehmen. Die 5-minütige Theorieeinheit am Ende jeder Kursstunde dient zur Reflektion, zum Feedback und zum Ausblick auf die nächste Kursstunde Die Kursinhalte umfassen auch Informationen zum gesundheitsorientierten Ausdauertraining und zum Krafttraining sowie zur korrekten Ausführung der Übungen. Dies ermöglicht es den Teilnehmern, ein Verständnis für die Bedeutung von Bewegung für ihre Gesundheit zu entwickeln und sicherzustellen, dass sie die Übungen richtig ausführen, um maximale gesundheitliche Vorteile zu erzielen. Die Kursinhalte sind direkt auf die Ergebnisse der Studie aus dem DKV-Report 2023 abgestimmt. Besonders die alarmierenden Zahlen bezüglich des Bewegungsmangels und des niedrigen subjektiven Wohlbefindens bei der Altersgruppe von 30-45 Jahren zeigen den Bedarf an gezielten Präventionsmaßnahmen auf. Der Kurs zielt darauf ab, auch diesen Personenkreis anzusprechen und sie zu regelmäßiger körperlicher Aktivität zu motivieren, um ihr Risiko für chronische Krankheiten zu reduzieren und ihr allgemeines Wohlbefinden zu verbessern. Das Kursprogramm soll die Teilnehmer dabei unterstützen, ihre körperlichen Fitnessziele zu erreichen. Durch eine Kombination aus theoretischem Wissen, praktischen Übungen und motivationsfördernden Elementen werden die Teilnehmer dabei unterstützt, langfristig gesunde Verhaltensweisen zu etablieren und ihre Gesundheit zu verbessern.

3 Teilaufgabe 3 – Inhaltlicher Ablauf des Kursprogramms

Tab. 5: Inhaltlicher Ablauf des Kursprogramms (eigene Darstellung)

Kurseinheit (1 bis 8)	Hauptthema der Kurseinheit	Lernziele (je KE 2 Lernziele)	Lerninhalte
KE1	Ziele und Inhalte des Kursprogramms	1. Informationen zu Zielen und Inhalten (Verstehen und Anwenden) 2. Untereinander Kennenlernen (Wünsche, Ziele usw.) sowie Bewegungsmuster kennenlernen	1. Kennlernspiel Namensball (Alle Teilnehmer stehen in einem Kreis, Teilnehmer 1 nennt seinen Namen, seine Wünsche und seine Ziele und wirft den Ball zum nächsten Teilnehmer, dieser fängt den Ball, nennt seinen Namen, seine Wünsche und seine Ziele und wirft den Ball zum nächsten Teilnehmer) 2. Motivationale Intervention: Ziele, Erwartungen, Beurteilung des eigenen Gesundheitsrisikos der Teilnehmer (Teilnehmer sowie Trainer tauschen sich untereinander aus, Erstellung eines Bewegungstagebuches)
KE2	Grundlagen des Ausdauertrainings und der Dehnung	1. Verständnis physiologische Anpassungen des Körpers an Ausdauertraining 2. Kenntnis der Grundlagen des Dehntrainings und seiner Effekte auf die Muskulatur erlangen	1. Erläuterung der Herz-Kreislauf-Anpassungen und der Muskulatur beim Ausdauertraining sowie die Beschreibung der Mechanismen des Dehntrainings und der Bedeutung für die Flexibilität 2. Lauf ABC (Hampelmänner, Kniehebelauf, Anfersen, seitliches Kicken, Ankle Hops, Gleitübungen, Lockerungs- und Dehnübungen)

KE3	Herzfrequenz-Training und Flexibilitätssteigerung	1. Verständnis für die Bedeutung der Herzfrequenzüberwachung beim Ausdauertraining entwickeln 2. Kenntnis verschiedener Methoden zur Steigerung der Flexibilität erlangen	1. Erläuterung der Trainingszonen basierend auf der maximalen Herzfrequenz und Vorstellung von Streching-Techniken wie dynamisches und statisches Streching 2. Prätest Lauftraining (in 10 min. 1 Kilometer, mit einer Herzfrequenz von 150 Schlägen pro min.) mit Anpassung der Geschwindigkeit entsprechend der Herzfrequenz (Messung mit Pulsgurt) sowie Durchführung von Streching-Übungen für den gesamten Körper
KE4	Kraftausdauertraining und gezieltes Muskeldehnen	1. Verständnis für Kraftausdauertraining und seine Bedeutung für die Muskelgesundheit entwickeln 2. Kenntnis von fortgeschrittenen Dehntechniken für spezifische Muskelgruppen erlangen	1. Erklärung der Rolle von Kraftausdauertraining bei der Verbesserung der Muskelstabilität und Ausdauer 2. Durchführung von Kraftausdauerübungen für den gesamten Körper (Kniebeugen, Ausfallschritte, Planks) und gezieltes Muskeldehnen für beanspruchte Muskelgruppen zur Förderung der Flexibilität und Regeneration
KE5	Zirkeltraining für Kraft und Ausdauer	1. Verständnis für Zirkeltraining und seine Effektivität für Kraft und Ausdauer entwickeln 2. Kenntnis von verschiedenen Zirkeltrainingsübungen und ihrer Anpassungsfähigkeit erlangen	1. Erläuterung der Struktur und Vorteile von Zirkeltraining für die Ganzkörperkraft und Ausdauer sowie Vorstellung von Übungen wie Battle Rope Waves und Box Jumps 2. Praktische Umsetzung eines Zirkeltrainings mit wechselnden Übungen für Kraft und Ausdauer und Dehnen der beanspruchten Muskulatur

KE6	Krafttraining mit freien Gewichten	1. Vorteile von Krafttraining mit freien Gewichten erlernen 2. Kenntnis für verschiedenen Übungen mit freien Gewichten und ihrer korrekten Ausführung erlangen	1. Erklärung der Rolle von freien Gewichten bei der Verbesserung der funktionellen Kraft und Stabilität 2. Durchführung von Kraftübungen mit freien Gewichten unter Anleitung, in einem kontrollierten Tempo und Fokus auf die richtige Technik für maximale Effektivität und Verletzungsprävention (Kniebeugen, Bankdrücken und Schulterdrücken mit Kurzhanteln) und Dehnen der beanspruchten Muskulatur
KE7	Individuelle Hindernisse überwinden	1. Identifikation individueller Hindernisse und deren Auswirkungen auf das Ausdauertraining 2. Entwicklung von Strategien zur Bewältigung individueller Hindernisse im Zusammenhang mit dem Ausdauertraining	1. Volitionale Intervention: Analyse persönlicher Barrieren wie Zeitmangel und fehlende Motivation, deren Einfluss auf die Trainingsroutine und Vorstellung von Methoden zur Verbesserung der Trainingsmotivation, Zeitmanagement-Techniken und Anpassungen des Trainingsplans, um Hindernisse zu überwinden (Besprechung des Bewegungstagebuches) 2. Praktische Anwendung von Motivationsstrategien wie Zielsetzung, Belohnungssystemen und positiven Selbstgesprächen während des Trainings sowie Integration von Flexibilität in das Ausdauertraining zur Anpassung an individuelle Bedürfnisse wie Intervalltraining oder Outdoor-Aktivitäten

KE8		
dauerhaft aktiv bleiben	1. Verständnis für die Bedeutung der Nachhaltigkeit in Bezug auf körperliche Aktivität entwickeln 2. Erlangen einer Sicherheit zum Selbstständigen beibehalten körperlicher Aktivität	1. Posttest Lauftraining (in 10 min. 1,5 Kilometer, mit einer Herzfrequenz von 150 Schlägen pro min.) mit Anpassung der Geschwindigkeit entsprechend der Herzfrequenz (Messung mit Pulsgurt) sowie Durchführung von Streching-Übungen für den gesamten Körper 2. Schriftliche Standardisierte Befragung Freiburger Fragebogen zur körperlichen Aktivität (FFKA, Kurzform) (Frey, Berg, Grathwohl & Keul, 1999), Diskussion über die langfristigen Vorteile einer kontinuierlichen körperlichen Aktivität für die Gesundheit und das Wohlbefinden und Klären von letzten Fragen sowie die Empfehlung zu weiteren gemeinsamen Aktivitäten unter den erlangten sozialen Kontakten

4 Teilaufgabe 4 – Dokumentation und Evaluation des Kursprogramms

Tab. 6: Evaluationskonzept des Kursprogramms (eigene Darstellung)

Übergeordnetes Kursziel	messbares Interventionsziel	Zielindikator	Erhebungsmethode	Erhebungsinstrument	Messzeitpunkte (t)
Verminderung des Risikofaktors Bewegungsmangel/ Steigerung der körperlichen Aktivität	Steigerung der körperlichen Aktivität mit moderater Intensität auf mind. 150 min. pro Woche	Moderat-intensive körperliche Aktivität (MET 3-6 im Alltag und beim Sport) in min. pro Woche	Schriftliche Standardisierte Befragung	Freiburger Fragebogen zur körperlichen Aktivität (FFKA, Kurzform) (Frey, Berg, Grathwohl & Keul, 1999)	t0= 1 Woche vor Kursbeginn t1= in der letzten Kurseinheit (KE 8)
Aufbau von Bindung an gesundheitssportliche Aktivität	Steigerung der Anzahl von wöchentlichen sportlichen Aktivitäten der Teilnehmer auf 3 sportliche Aktivitäten pro Woche	Häufigkeit der Teilnahme an geplanten Kursen, durchschnittliche Dauer der sportlichen Aktivitäten pro Woche in min., Änderung in der körperlichen Fitness	Datenerfassung durch Protokoll in einem Bewegungstagebuch mit folgenden Informationen: Datum und Uhrzeit der durchgeführten Aktivität, Art der Aktivität, Dauer der Aktivität in min. Intensität der Aktivität und persönliche Bemerkungen oder Gefühle während oder nach der Aktivität	Bewegungstagebuch	t0= in der ersten KE t1= in der siebten KE (im Optimalfall: t2= 3 Monate nach Ende des Kursprogramms t3= 6 Monate nach Ende des Kursprogramms t4= 12 Monate nach Ende des Kursprogramms (schwere praktische Umsetzung

					da die Teilnehmer nach dem Ende des Kursprogramms ihre Bewegungstagebücher erneut beim Kursleiter einreichen müssen))
Stärkung physischer Gesundheitsressourcen	Verbesserung um 500m im Lauftraining bei gleichbleibender Zeit von 10 min. sowie einer Herzfrequenz von 150 Schlägen pro min.	Erhöhung der körperlichen Leistungsfähigkeit	Prä-Post-Test	Zeit, Strecken und Pulsmessung	t0= in KE 3 t1= in KE 8

15/16

5 Literaturverzeichnis

GKV-Spitzenverband. (2023). *Leitfaden Prävention Handlungsfelder und Kriterien nach § 20 Abs. 2 SGB V.* Berlin.

Frey, I., Berg, A., Grathwohl, D. & Keul, J. (1999). *Freiburger Fragebogen zur körperlichen Aktivität- Entwicklung, Prüfung und Anwendung. International.* Journal of Public Health Ausgabe 2 1999. Berlin: Springer Medizin Verlag GmbH.

Frohböse, I. & Wallmann-Sperlich, B. (2023). *Der DKV-Report 2023 Wie gesund lebt Deutschland?* Düsseldorf: ERGO Group AG.

Manz, K., Domanska, O.M., Kuhnert, R. & Krug, S. (2022). *Wie viel sitzen Erwachsene? Ergebnisse der Studie Gesundheit in Deutschland aktuell (GEDA 2019/2020-EHIS).* Journal of Health Monotoring 7(3): 32-40. Zugriff am 07.04.2024. Verfügbar unter: https://www.rki.de/DE/Content/Gesundheitsmonitoring/ Gesundheitsberichterstattung/GBEDownloadsJ/FactSheets/JHealthMonit_2022_ 03_Sitzzeiten_GEDA_2019_2020.pdf?__blob=publicationFile

Statistisches Bundesamt Destatis. (2023). *Gestorbene: Deutschland, Jahre, Todesursachen, Geschlecht.* Zugriff am 04.04.2024. Verfügbar unter: https://www-genesis.destatis.de/genesis/online?sequenz=tabelleErgebnis &selectionname=23211-0002#abreadcrumb

Stiftung für Zukunftsfragen. (2022) Freizeit-Monitor 2022: *Die beliebtesten Freizeitaktivitäten der Deutschen.* Hamburg. Zugriff am 03.04.2024. Verfügbar unter: https://www.stiftungfuerzukunftsfragen.de/freizeit-monitor-2022/

World Health Organization. (2022). Global status report on physical activity 2022.

6 Tabellenverzeichnis

BEI GRIN MACHT SICH IHR WISSEN BEZAHLT

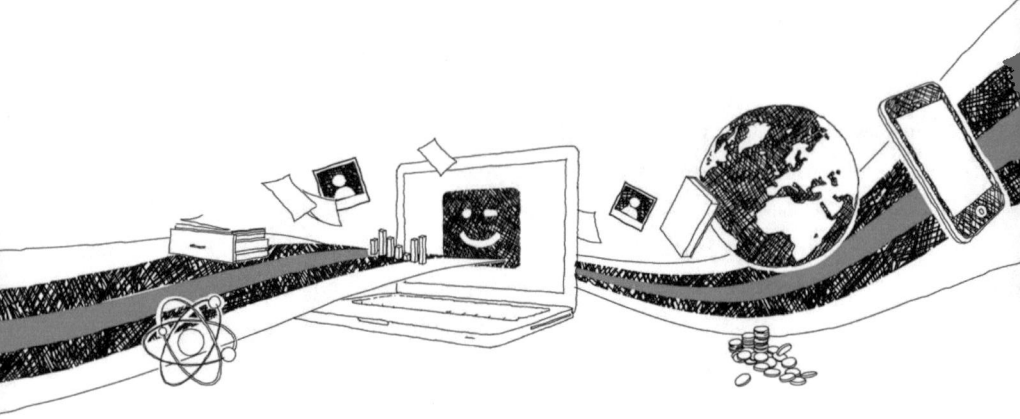

- Wir veröffentlichen Ihre Hausarbeit,
  Bachelor- und Masterarbeit

- Ihr eigenes eBook und Buch -
  weltweit in allen wichtigen Shops

- Verdienen Sie an jedem Verkauf

Jetzt bei www.GRIN.com hochladen und kostenlos publizieren

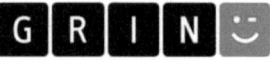